ÉTUDE

SUR

L'INFLUENZA

PAR

Le Dr Louis DELMAS

Médecin principal de l'armée

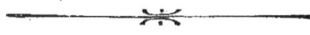

POITIERS

TYPOGRAPHIE OUDIN ET CIE

4, RUE DE L'ÉPERON, 4

—

1896

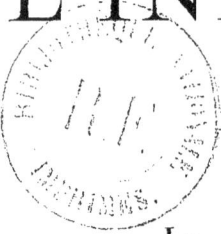
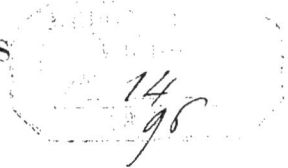

ÉTUDE

SUR

L'INFLUENZA

ÉTUDE

SUR

L'INFLUENZA

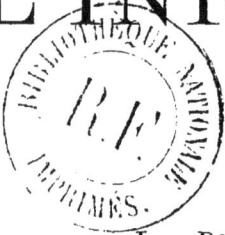

PAR

Le Dʳ Louis DELMAS

Médecin principal de l'armée

✻

POITIERS

TYPOGRAPHIE OUDIN ET Cⁱᴱ

4, RUE DE L'ÉPERON, 4

—

1896

L'INFLUENZA

A cette époque de l'année, où la nature
sème autour de nous les signes avant-cou-
reurs ou déjà confirmés du retour obligé
des frimas, la pensée se reporte d'elle-
même, avec une secrète anxiété, sur les
rigueurs des hivers précédents et, par-dessus tout, sur les néfastes souvenirs du fléau
qui les a trop fidèlement escortés depuis
cinq ans. Le lecteur reconnaîtra sans doute,
à cette soudaine évocation, la perfide et
cosmopolite visiteuse si suggestivement dé-
nommée l'*influenza*. Elle vaut la peine que
l'on s'occupe d'elle. Tant de deuils ont jalonné son capricieux passage à travers le
monde ; tant de personnes ont chèrement
acquis le droit de lui garder rancune ; elle
a si fréquemment troublé nos relations so-
ciales et nos services publics qu'aucune
question pathologique ne présente peut-être
le même degré d'intérêt général et d'inquiétante actualité. En reprenant son étude
après tant d'autres plus autorisés, nous
avons la ferme assurance que la bonne grâce
de nos lecteurs nous aura déjà affranchi de
tout soupçon de présomption téméraire, et
qu'on ne demandera à ce modeste travail
que ce qu'il peut donner, c'est-à-dire un
supplément d'observations personnelles et
d'aperçus originaux dont nous sommes
redevable à la dernière exacerbation épidémique.

I

La *grippe*, si l'on veut toutefois « l'appeler
par son nom », — du moins par son nom
français, bien autrement expressif que la
désignation italienne, dont la consonance
exotique semble avoir surtout fait le succès,
— est loin d'être parmi nous une nouvelle
venue. S'il n'est pas établi qu'elle remonte
à la nuit des temps, la date de sa première
apparition certaine lui assigne, dans la suc
cession des grandes épidémies européennes,
un rang de fort respectable ancienneté.
C'est en effet en 1580 que nous la voyons
faire dans le monde l'entrée retentissante
qu'elle a renouvelée depuis, à des époques
très irrégulièrement espacées : 1729, 1732,
1742, 1762, 1765, 1830, 1847, 1889. Elle
compte donc trois cents ans révolus d'activité pathogène. Ses récentes manifestations
démontrent surabondamment qu'elle n'a
rien perdu de sa puissance initiale et qu'elle
n'est pas près d'atteindre cette période de
déclin qui, dans leur évolution individuelle
ou collective, annonce la disparition de
chacune de nos maladies.

A la voir de nos jours si répandue, si
absolue maîtresse de son vaste domaine, il
nous semble *a priori* peu admissible que
l'antiquité et le moyen âge aient échappé à
sa malignité. Nous sommes naturellement
si enclins à nous considérer comme héri-
tiers, au grand complet, des biens et des
maux de nos pères, que nous nous les re-
présentons volontiers comme ayant, de
tout temps et fatalement, subi les mêmes
infirmités que nous. A ce compte, Adam
eût passé sa vie à être malade. Mais la vé-
rité est que, fonctions d'organismes vivants

et soumis, comme tous les corps animés, quelles que soient leurs dimensions, aux lois primordiales de la biologie, les maladies sont venues successivement, à leur heure, c'est-à-dire lorsque chacune d'elles a trouvé le terrain et les conditions favorables au développement de ses germes.

L'histoire médicale de notre planète est, dans son genre, aussi nettement affirmative que son histoire politique. Nous y relevons, comme dans cette dernière, des dates mémorables, souvent précises et toujours suffisamment approximatives, qui ne laissent aucun doute sur les diverses époques d'apparition de nos maladies épidémiques. Telles sont, pour nous limiter aux maladies non exotiques : la variole dont l'apparition remonte à 570 ; la peste à bubons, qui date de la fin du vi^e siècle ; la suette, de 1485; la scarlatine, du déclin du xvie siècle.

Il est donc acquis à l'histoire que la grippe fit en 1580 sa première explosion sur notre continent. Sa foudroyante invasion, l'invraisemblable vitesse de sa marche, le nombre prodigieux de ses atteintes, leur déroutante gravité, absorbèrent d'emblée l'attention des observateurs consciencieux dont les noms gardent encore, malgré la distance, un éclat incontesté. Surpris, au même moment, par les mystérieuses allures de la maladie nouvelle, tous les médecins distingués de l'époque, — Forestus, Mercatus, Bœkel, Sennert, Salius Diversus, Zacutus Lusitanus, Vilalba, lui consacrèrent simultanément leurs soins professionnels et leurs talents de lettrés, si bien que nous avons le droit d'affirmer qu'il n'est peut-être pas d'épidémie plus et mieux décrite que cette première invasion grippale. On la baptisa *cutarrhe épidémique, fièvre catarrhale épidémique.* Ce n'est qu'en 1743 que la verve des Parisiens la stigmatise du nom de grippe, mot vulgaire, mais imagé, esquissant en deux syllabes l'anxieuse et typique physionomie du patient. Vers le même temps, les Italiens, frappés surtout du nombre incalculable des personnes qui subissaient, dans chaque manifestation et à des degrés divers, l'influence du catarrhe épidémique, le désignaient par ce caractère même, en le qualifiant d'*influenza* : c'est-à-dire l'influence au suprême degré. D'Italie, le mot ne tarda pas à faire fortune en Allemagne, et c'est de là que nous le voyons se propager dans les autres pays, à la suite de la publication de Monro, chirurgien en chef de l'armée anglaise, sur la *Fièvre catarrhale qui a été épidémique durant le mois d'avril 1762, et qu'on a aussi appelée Influenza.* Mais le nom de grippe prévalut en France dans l'esprit sceptique et frondeur du xviii° siècle. Notre fin de siècle, plus impressionniste, paraît avoir définitivement consacré, par la dénomination italienne, cet étonnant renouveau du catarrhe épidémique, dont un règne de cinq ans n'a pas encore épuisé la virulence pathogène.

L'épidémie de 1580 s'étendit à l'Europe entière et parcourut ensuite successivement l'Asie et l'Afrique. La quasi-simultanéité des publications médicales qu'elle provoqua dans toutes les contrées, ne permet guère de déterminer le point précis de son origine. Si l'on en juge toutefois par sa marche ultérieure et par l'importance des travaux qu'elle suscita en Allemagne, il y a grandement lieu de supposer que c'est dans ce pays même qu'elle débuta, après avoir très vraisemblablement franchi les frontières de la Russie, où elle a constamment semblé préparer, dans le silence de l'éloignement, ses plus violentes invasions. Alors, comme aujourd'hui, elle se montra tout spécialement meurtrière pour les vieillards, les valétudinaires et les infirmes.

Les retours agressifs de l'influenza furent très nombreux dans le cours du xviie siècle. Mais ils eurent cette particularité d'affecter la forme endémo-épidémique, se cantonnant à peu près exclusivement dans le centre de l'Europe. Ce n'était, en quelque sorte, que la continuation, par poussées successives et disséminées, de la première grande apparition. L'Allemagne surtout eut à subir les désastreux effets de sa prédilection. Cette préférence, si nettement marquée dès le début, s'est maintenue depuis à toutes les époques. Dans chaque explosion épidémique, nous retrouvons le territoire allemand en tête des régions envahies. Il semble donc constituer sur notre vieux continent le vrai champ de culture de la grippe ; et c'est en effet de là que nous voyons surgir et se répandre, dans les directions les plus opposées, la presque totalité des épidémies des xviie et xviiie siècles. Après un siècle, révolu d'atteintes localisées, l'influenza franchit brusquement, en automne 1729, le cercle relativement étroit dans lequel nous l'avons vue se confiner. Quelques mois lui suffirent pour envahir la totalité de l'Europe, des confins de la Russie aux limites extrêmes de l'Espagne. Au mois de novembre, elle avait déjà pris possession de la ville de Londres, où dans une seule semaine on ne compta pas moins de neuf cent huit décès.

Une très courte période de calme trompeur sépare cette deuxième invasion d'une troisième tout aussi grave et bien plus générale. En novembre 1732, l'épidémie reparaît en Saxe et en Pologne, parcourt ensuite dans une marche rapide la Hollande, l'Angleterre, l'Ecosse. Paris est envahi au mois de janvier. Le 15 février la

grippe est signalée à Livourne ; le 1er mars
à Naples et à Madrid. D'Angleterre le mal
est importé au Canada, et il descend, en
quelques semaines, jusqu'aux Barbades, à
la Jamaïque, au Mexique et au Pérou. En
moins de six mois l'influenza avait ainsi fait
le tour de l'Europe et de l'Amérique tout
entière.

Nouveau répit qui ne dure que cinq ans.
Une quatrième grande épidémie débute
encore en Allemagne en 1742, et se propage
successivement en Hollande, en Angleterre,
en France et en Italie. L'Angleterre est
surtout éprouvée ; à Londres, les décès
s'élèvent jusqu'à mille par semaine. Vingt
ans après, en 1762, la grippe épidémique
est signalée en mars à Vienne (Autriche), et
bientôt l'Allemagne, l'Italie, la Hongrie,
l'Angleterre et France lui paient leur
tribut accoutumé. L'éclosion printanière
de cette cinquième invasion la rendit relativement bénigne. La grande épidémie de
1775, printanière comme la précédente, et
également peu meurtrière, s'étendit à toutes
les contrées de l'Europe. Bêtes et gens
étaient également atteints :

Ils ne mouraient pas tous, mais tous étaient
[frappés.

Ce fut la dernière invasion grippale du
xviiie siècle.

Le xixe sembla tout d'abord devoir
échapper à d'aussi dures épreuves. De fait,
à part quelques épidémies partielles sans
importance — sauf celle de 1803 en Russie
— la grippe resta étonnamment silencieuse
jusqu'en 1830. Ses méfaits n'étaient déjà
plus qu'un souvenir lointain, lorsqu'on la
vit soudain reparaître à l'extrême Orient,
messagère bientôt redoutée d'un nouveau
mal encore plus meurtrier et non moins
mystérieux, dont le nom seul allait propa·

ger l'épouvante comme une traînée de feu
et renouveler, en plein xix⁰ siècle, les plus
folles paniques du moyen âge. Nous avons
nommé le choléra, qui, des rives du Gange,
s'avançait alors à doubles étapes vers le
continent européen, où ses terrifiants rava-
ges rappelaient dès leur début toutes les
sombres horreurs des anciennes pestes.

Par une étrange affinité d'allures, — et
peut-être de conditions originelles, — avec
ce désolant fléau, la grippe lui prépara
manifestement les voies lors de ses deux
premières apparitions en Europe, en 1832
et en 1849, le précédant à de très courts
intervalles (1839-1847). s'effaçant devant
lui au moment de sa bruyante invasion,
prête à le remplacer au moindre signe de
lassitude et de prochain départ. Quoi qu'il
en soit, les deux grandes manifestations de
1830 et de 1847 ne causèrent en France que
peu de désastres. Le choléra s'était tyran-
niquement réservé la plus grosse part.
Grâce à cette récente bénignité, et aux
trente années de calme absolu qui suivirent
l'épidémie de 1847, l'oubli s'était fait de
nouveau et plus complètement que jamais,
sur le nom même de l'importune visiteuse.
La génération actuelle, longuement fami-
liarisée avec les formes insignifiantes aux-
quelles on appliquait banalement l'épithète
si redoutée jadis, n'avait aucun motif légi-
time de les considérer eomme des menaces
inquiétantes d'explosion nouvelle. Telle a
été la raison psychologique de ce dédain
irréfléchi, avec lequel fut généralement
accueillie, en octobre 1889, l'annonce de la
réapparition — il serait plus juste de dire
la résurrection — de la grippe épidémique.
Le mal était à ce moment si loin, on était
si bien habitué à ne plus compter avec lui,
qu'il eût paru puéril de s'alarmer pour si
peu. Et cependant la vitesse significative

de sa marche n'indiquait que trop claire-
ment combien elle paraissait disposée à
suivre, de tout point, les néfastes traditions
de ses devancières.

Signalée à Moscou vers la fin de septem-
bre, la grippe fait son entrée à Saint-Pé-
tersbourg dans la première quinzaine d'octobre, envahit en un mois l'Allemagne, la
Hollande, l'Angleterre, arrive à Paris en
décembre, descend à marches forcées, sans
oublier aucun centre populeux, vers les
Alpes et les Pyrénées, qu'elle franchit en
janvier 1890. Rome, Madrid, Alger sont
presque simultanément atteints, vers le
commencement de février. On ne saurait
aller ni plus méthodiquement ni plus vite.
En s'étendant de la sorte comme une im-
mense tache d'huile, la grippe n'abandon-
nait pas pour cela les villes dont elle venait
de prendre possession, et d'où elle s'irradiait
dans tous les sens. Si bien que, au même
moment, elle occupait en souveraine toute
la superficie de l'Europe et le nord de
l'Afrique, témoignant ainsi hautement de
son étonnante propriété d'adaptation aux
milieux et aux climats les plus opposés.

Est-il besoin de rappeler quelles pénibles déceptions ne tardèrent pas à remplacer le trop confiant mépris des premiers
jours ? On s'aperçut bientôt, et cruelle-
ment, qu'il fallait tout craindre d'une maladie qui n'a d'autre règle que l'incohé-
rence pathologique, d'autre élément de
pronostic que la redoutable inconnue des
tares individuelles. Le redoublement de la
mortalité générale, la fréquence des morts
subites, la fatale précipitation des maladies
en cours d'évolution, donnèrent la mesure
de l'occulte pouvoir nocif de cette insi-
gnifiante, tant soit peu même ridicule
grippe, dont on n'aurait naguère, sans un
dédaigneux sourire, osé prononcer le nom

banal. Aussi le mot plus émouvant et, disons-le, plus distingué d'influenza, vint-il fort à propos couvrir d'un voile de bon goût l'humiliante faillite de tant d'habiles pronostics. Sous cette mystérieuse étiquette, la grippe recevait, d'un commun accord, le droit absolu de se livrer désormais, sans prétendre nous étonner, à ses plus dangereuses fantaisies. Dieu sait si elle en a largement abusé ! Avec ses cinq années de règne intensif, sans autre répit que les accalmies obligatoires de l'été, l'épidémie de 1889 détient actuellement « le record » de toutes celles qui l'ont précédée — et nul indice positif ne nous permet encore d'en prévoir approximativement la fin.

Fidèle à ses traditions, la grippe de 1889 a régulièrement marché de l'Est vers l'Ouest. Endémicisée depuis, par droit de conquête, dans la presque totalité des grandes villes européennes, ses exacerbations annuelles n'ont, par la suite, adopté aucun ordre déterminé. C'est ainsi que, tout récemment, nous l'avons vue à Alger, fin novembre 1894, près de deux mois avant les graves manifestations qui ont jeté dans plusieurs de nos garnisons un émoi à demi justifié. Par le fait, ces diverses épidémies locales, plus ou moins dépendantes les unes des autres, — n'ont été que la reproduction périodique et simultanée des événements du début. C'est dire, une fois de plus, que l'épidémie de 1889 est toujours en voie d'évolution, et que son histoire est indéfiniment ouverte. Puisse le dernier chapitre ne pas trop se faire attendre, et, surtout, ne pas avoir à enregistrer le récit de nouveaux et douloureux sacrifices !

II

D'où nous vient l'influenza et quelles en
sont les causes ?... Il n'est pas douteux,
d'après l'ordre de marche constamment
suivi par les grandes invasions grippales,
que le fléau ne nous vienne de l'Orient. On
peut même en suivre assez exactement
les traces jusqu'au milieu de ces vastes
plaines de l'Asie centrale qui, des dernières
ramifications des monts de Samarkande et
de Taschkent, descendent vers la mer
d'Aral par un insensible glacis. Régions
aux saisissants contrastes, où les hivers sibé-
riens sont brusquement chassés par des
étés torrides ! où, sur un fond sans limite
d'extrême aridité, se détachent, avec une
surprenante opposition de teintes , des
nappes lumineuses semblables à des mers
intérieures, et une multitude de lagunes
marécageuses qui furent elles-mêmes, il
y a des siècles, autant de méditerranées
aux bord indécis, aux orageuses surfaces.
Les unes et les autres représentent aujour-
d'hui, dans cette colossale cuvette de
2000 kilomètres de diamètre et de faible
profondeur, les restes d'un océan progres-
sivement épuisé par l'insatiable pouvoir
d'absorption des vents de nord-est, dont le
souffle tour à tour dévorant ou glacé, mais
toujours impétueux, condamne fatalement
le sol à une éternelle stérilité. De très rares
cours d'eau, issus de la zone montagneuse,
se fraient un pénible chemin à travers ce
morne désert, où ils ne tardent pas à dispa-
raître, subitement engloutis dans les pro-

fondeurs d'un sable inassouvi. Seuls l'Amou et le Syr-Daria conduisent au lac d'Aral, à 400 kilomètres de distance, avec une égale et noble lenteur, leurs ondes jaunâtres, à peine contenues par des berges bourbeuses et changeantes. Tel serait, sous la très vraisemblable influence de conditions climatologiques et telluriques exceptionnelles, le milieu natif de l'influenza.

Il paraît, en tout cas, certain que la grande épidémie de 1889 régnait à Boukhara six mois avant son apparition en Europe, et il est à peu près démontré que les manifestations grippales sont d'observation courante dans les campements des nomades Kirgizes, ces dignes successeurs de leurs barbares ancêtres, les Scythes et les Huns. On sait aussi que la grippe n'apparaît qu'à l'état épidémique, peut-être même plus rarement qu'en Europe, dans les contrées limitrophes situées au nord, à l'est et au sud du Turkestan, c'est-à-dire la Sibérie orientale, la Chine, l'Inde et la Perse.

D'où résulterait en fin de compte la confirmation de l'endémicité de l'influenza dans les steppes centraux de l'Asie. Elle y ferait élection de domicile, tout comme le choléra dans le bassin du Gange. Grippe asiatique ! choléra asiatique !... voilà certes un rapprochement des plus suggestifs, bien près de nous donner une séduisante explication des affinités évolutives de ces deux grandes pandémies. Mais c'est surtout dans la poursuite du problème si complexe de leur étiologie respective que se révèle l'étrange analogie de leurs destinées scientifiques : stupéfaction absolue et universelle des premiers observateurs, théories incohérentes et spécieuses, discussions passionnées et jamais résolues, exclusivisme intransigeant des interprétations météoriques ou telluriques les plus contradic-

toires, elles ont traversé l'une et l'autre les
mêmes phases de stériles et irritantes con-
troverses pour parvenir au rang précis,
nous voudrions dire définitif, qu'elles
devaient nécessairement occuper dans la
pathologie actuelle. Le lecteur a certaine-
ment deviné à quelle merveilleuse inter-
vention nous sommes aujourd'hui rede-
vables d'un résultat si vainement cherché
par nos devanciers. Les lumineuses projec-
tions du microscope pénètrent chaque jour
plus avant dans la nuit des causes premières pathologiques, réputée naguère à
jamais insondable.

En ce qui concerne le choléra, la découverte du bacille virgule par Robert Koch,
en 1883, d'abord sceptiquement accueillie,
confirmée ensuite par une rigoureuse observation, paraît avoir irrévocablement imposé
silence aux dangereuses affirmations des
non-contagionnistes. Victorieuse dans cette
grande campagne anticholérique, la bactériologie allait-elle échouer dans ses inves-
tigations sur la genèse de la grippe ?...
L'épidémie de 1889 venait, sous ce rapport,
offrir aux microbiologistes un champ d'ex
périences illimité. Aussi pouvons-nous
affirmer que jamais croisade scientifique
n'inspira d'entrain plus spontané, plus
universel et plus soutenu.

De cette remarquable marche d'ensemble
à la conquête du bacille grippal nous ne
présenterons à nos lecteurs que les résultats marquants qui, de 1889 à 1895, en ont
jalonné les étapes plus ou moins précipi-
tées. C'est d'abord la timide apparition des
hématozoaires de Klebs, qui devait être plus
heureux dans ses recherches sur le bacille
de la diphtérie ; puis celle du *streptocoque*
de Vaillard et Vincent : du *coccus-lancéolé*
de Kruse et Pansini : du *pneumo-bacille* de
Jolles, découvertes éphémères, dont les

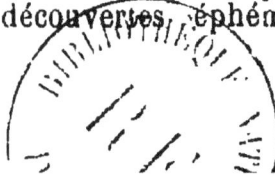

2

déductions prématurées s'accordaient à
confirmer cette décevante constatation :
que la grippe ne paraissait pas avoir d'a-
gent pathogène déterminé ; que les microbes successivement dénoncés par tant
d'observateurs autorisés ne différaient en
rien de ceux qui habitent normalement la
cavité naso-pharyngienne d'un homme sain:
que tout portait à croire cependant que ces
mêmes microbes contribuent activement,
par l'exaltation accidentelle de leur virulence, à doter l'influenza, une fois créée,
de son indéniable pouvoir contagieux et de
sa fatale tendance aux complications. Mais
un pareil échec n'était vraiment pas de
notre temps. Examens et cultures reprirent
a l'envi, si bien que dès le commencement
de 1892, Pfeiffer nous donna la première
description d'un nouveau bacille, qui
s'annonça d'emblée comme le *rara avis*
insaisissable jusqu'alors. Ce microbe se
présente sous l'aspect d'un bâtonnet très
court et très fin : il pullule dans les crachats des grippés ; s'inocule facilement au
singe, chez lequel il reproduit tous les
symptômes de l'influenza ; et ajoute enfin
à ces caractères suffisamment démons-
tratifs celui de ne se rencontrer dans
aucune autre maladie.

Quelle sera la durée de ce succès ? Doit-
on, dès maintenant, lui décerner les hon-
neurs du triomphe ?... Les déceptions de
la veille imposent une prudente réserve
aux enthousiasmes du lendemain. Toujours
est-il que, après trois ans d'épreuves con-
tradictoires, d'autant plus dignes de foi que
chaque expérimentateur ne pouvait humai-
nement s'affranchir du secret désir de subs-
tituer ses propres découvertes à celles de
Pfeiffer, il reste actuellement acquis
qu'aucun nouvel organisme n'a été décelé
dans les divers produits des manifestations

grippales. C'est ce qui résulte nettement des travaux simultanés de micrographes en renom tels que Kitasato, Klein, Tessier, Roux. Tous s'accordent à reconnaître l'existence et la valeur pathogène du bacille de Pfeiffer, avec, chez quelques-uns, l'arrière-pensée de le compter au nombre des microbes habitant normalement la cavité bucco-pharyngée S'il en était ainsi, la grippe épidémique ne serait autre chose que le fait de la virulence accidentelle d'un microbe banal, ce qui, en principe, est en discordance manifeste avec les allures absolument spéciales des pandémies. Il semble plus rationnel d'admettre, comme pour le bacille du choléra, que l'agent pathogène, disséminé à l'infini par chaque grande invasion, ne disparaît pas brusquement avec elles. Au cours de cette survivance plus ou moins prolongée, réduit à l'inertie par l'épuisement, il se confond dans la masse des parasites vulgaires, dont l'activité momentanée peut, de temps à autre, donner lieu aux agressions collectives d'une épidémie passagère et localisée.

La découverte du bacille de l'influenza et de son inoculabilité est la démonstration scientifique du rôle prédominant de la contagion dans la transmission de cette maladie exotique. A vrai dire, et dès le début de la pandémie actuelle, ce rôle, jadis si discuté, ne faisait plus le moindre doute. La nouvelle et déjà si féconde orientation des sciences médicales, les grandes leçons de la récente épidémie cholérique, donnaient irrémédiablement le coup de grâce aux théories anti contagionnistes soutenues, non sans éclat, par toute une génération d'anatomo-pathologistes. Ceux-ci objectaient, avec une insistance trop longtemps victorieuse, que la prodigieuse rapidité d'allure

de la grippe et du choléra excluait par elle-
même toute idée de contagion. Ne les
voyait-on pas, l'une et l'autre, faire simultanément explosion à des distances infran-
chissables aux moyens de locomotion les
plus accélérés ? Interprétation erronée, tant
soit peu suspecte de parti pris. L'instruc-
tive observation de l'épidémie régnante en
a fait, presque d'emblée, prompte et facile
justice. Jamais la grippe, pas plus que le
choléra, n'a gagné de vitesse sur nos ex-
press ; jamais elle ne s'est montrée, le
même jour, dans des villes séparées par de
longues sdistances ou dépourvues de relations postales, terrestres, fluviales ou maritimes. Toujours, au contraire, il a été possible de la suivre d'un centre à un autre
subordonnant ostensiblement sa marche
à celle des grands courants internationaux
débarquant, avec les passagers ou les
marchandises, dans les îles précédemment
indemnes ; introduite enfin, dans les cam-
pagnes ou les habitations isolées, par l'arri-
vée de personnes venues de localités atteintes. Telle est, résumée en quelques mots,
la conciencieuse enquête ouverte et confirmée, d'un commun accord, par les épi-
démiologistes des deux mondes.

Quels sont les agents directs de cette
contagion ? L'élément le plus actif en est,
avant tout, la virulence intensive du microbe pathogène. A défaut d'expériences
de laboratoire, l'excessive rapidité de
dissémination de l'influenza — dans une
maison, dans un quartier, dans un vaste
établissement — fournirait surabondamment
la preuve de cette quasi-instantanéité de
transmission, que le choléra seul dispute
à la grippe épidémique. La maladie est à
peine signalée que les cas surgissent par
centaines. En quelques jours le tiers, parfois la moitié, d'une nombreuse popula-

tion lui paie docilement tribut. Ce fait
si caractéristique et si saisissant, révèle
en même temps l'existence des innom-
brables intermédiaires qui, par une com-
plicité sans limites, assurent et précipitent
l'invasion du bacille grippal. C'est d'abord
le malade lui-même dont tous les produits
sont contaminateurs, principalement les
crachats, doués au plus haut degré du
rôle propagateur si connu des crachats
tuberculeux ; ses sueurs ; sa respiration.
Puis les effets à son usage, surtout les
vêtements de laine et les fourrures. Enfin,
en dehors de lui, les marchandises pro-
venant des pays influenzés, les lettres et
journaux transportés par la poste, et ces
trois grands récepteurs communs des
germes malfaisants : l'air, le sol et
l'eau.

Quelques exemples de filiation directe
serviront à atténuer l'inévitable aridité de
cet énoncé technique. Le premier grippé
de Brest, en 1890, fut un officier, qui venait
d'ouvrir des caisses expédiées de Paris.
Quelques jours après, le vaisseau la *Bre-
tagne,* sur lequel servait cet officier, et la
ville étaient en pleine épidémie. Qui ne
se rappelle encore les extraordinaires ra-
vages causés par l'influenza de 1889, dans
notre administration des postes? Dans la
plupart des bureaux de ville, la désertion
d'une grande partie du personnel fut
presque immédiate ; et le service ne put
être assuré que par l'aide improvisé des
garnisons, qu'aucun besoin public ne
trouve jamais en défaut. Pareille observation nous est rapportée par les médecins
des Etats-Unis ; à New-York et à Boston,
c'est-à-dire aux principaux points d'arri-
vage des courriers européens, les employés
des postes furent les premiers frappés. Et
l'on pourrait multiplier, à l'infini, des

faits analogues et non moins significatifs.
Aussi bien, laissons à chacun le soin de
recueillir ses souvenirs personnels ; nous
ne saurions souhaiter de contrôle plus
décisif et plus concluant.

III

Malgré l'excessive profusion de ses atteintes, la grippe est peut-être, de toutes les maladies infectieuses, celle qui passe le plus souvent inaperçue. — Cela tient à la déroutante variabilité de sa symptomatologie. — Légère et de peu de durée, on lui dénie le droit de porter ce nom troublant ; grave, elle en est dépossédée par la complication prédominante qu'elle a provoquée. De sorte que cette dénomination pathologique ne représente, en réalité, que les formes moyennes, toujours les plus nombreuses et les mieux réglées dans les grandes manifestations, mais qui sont loin de donner la note exacte des péripéties cliniques et de la mortalité des épidémies. Avec des proportions essentiellement variables, selon les circonstances, l'influenza se répartit individuellement en cas légers, graves ou malins. C'est la loi commune à toute évolution épidémique. C'est aussi le résultat obligé de l'heureuse variation des aptitudes particulières aux impressionnabilités morbides. La graine et le terrain offrent, au même degré, une identique et parallèle instabilité germinative ou réceptrice.

Mais quelles que soient la forme et l'intensité de l'atteinte, la dominante pathologie de l'influenza, son cachet symptomatique officiel, consiste dans l'association diversement graduée d'un état général typique et d'une localisation déterminée. Prostration subite ; douleurs erratiques et inquiétantes ; faciès anxieux, quasi cholérique, encadrant un coryza ou une laryngo-trachéite vulgaires, — tel est l'aspect habituel de l'influenzé. Ce qui frappe surtout l'observateur, ce qui en somme différencie ce malade d'un enrhumé banal, c'est la flagrante discordance des phénomènes généraux et des symptômes localisés, ceux-ci ne justifiant presque jamais la gravité apparente ou réelle de ceux-là. Il importe toutefois de ne pas trop s'en laisser imposer par la bruyante mise en scène du début. La grippe aime l'éclat : à l'exemple des bravaches professionnels et des matamores de la comédie, ses plus menaçantes invectives n'annoncent pas toujours des coups mortels. Ainsi la localisation grippale par excellence, quasi obligatoire, celle qui trahit le mieux le masque trompeur de l'affection générale, a pour siège les voies respiratoires. Effet certain des affinités communes du bacille de Pfeiffer et des influences météoriques hivernales, pour la muqueuse laryngo-bronchique. Car, quoi qu'on en ait dit, la saison de prédilection de l'influenza, c'est l'hiver, et ses rigueurs sont le plus souvent proportionnées à celles de la température. Considéré séparément à l'exclusion des symptômes généraux, le catarrhe grippal ne se distingue du rhume commun que par une marche beaucoup plus rapide vers la purulence, — celle-ci est presque initiale, — et par l'abondance inaccoutumée de l'expectoration. Plus fréquente, aussi, la participation des organes voisins à l'inflammation de la muqueuse bronchique, sous forme de congestion pulmonaire légère ou de pleurite restreinte.

Limitée à ces phénomènes, l'influenza, même violente, ne cesse pas d'être normale, et sa mortalité directe est habituellement modeste. Mais que la congestion ébauchée devienne une fluxion généralisée et intense ; que la pleurésie partielle s'étende à tout un côté, du sommet à la

base, immobilisant le poumon dans un
cercle de plus en plus étroit de douloureux
points d'arrêt : que la membrane envelop-
pante du cœur se laisse envahir par les
mêmes désordres; que de nombreux lobules,
ou qu'un lobe pulmonaire tout entier
soient imperméabilisés par un exsudat
fibrineux, — nous serons alors en présence
des manifestations les plus redoutables de
la grippe compliquée. Le bacille de Pfeiffer
a trop mollement défendu son terrain de
culture contre la brutale invasion des
pneumocoques, des staphylocoques ou des
streptocoques, si toutefois il ne leur en a
pas ouvert complaisamment les barrières.
La scène change du tout au tout. Sur ce
terrain, déjà préparé par le bacille grippal,
les nouvelles colonies se développent avec
une désastreuse rapidité, et bientôt des
lésions anatomiques irréparables précipitent le dénouement fatal. Ces cas extrêmes
se traduisent, objectivement, par les poi-
gnantes angoisses de l'asphyxie progres-
sive, et, après une phase, souvent très
courte, d'obnubilation intellectuelle, se
terminent brusquement par arrêt du cœur.
Sauf dans les formes méningitiques, relativement rares, le malade garde pleinement
sa connaissance jusqu'aux approches du
dernier moment. Simple ou compliquée, la
grippe s'accompagne d'une réaction fébrile,
dont le degré ne permet pas toujours d'ap-
précier la gravité des déterminations locales.
L'incubation étant très courte,— un à trois
jours au maximum, — le malade est
surpris en bonne santé, par un accès subit,
qui n'est pas sans analogie avec celui d'une
fièvre paludéenne : même impressionnabi-
lité réflexe ; même ascension initiale du
thermomètre ; même rémission inattendue ;
même tendance aux récidives. Parfois la
continuité de la fièvre, pendant quelques

jours, fait naître le soupçon d'une typhoïde commençante ; mais les symptômes différentiels ne tardent pas à éclairer le diagnostic, le cycle thermique de l'influenza ne se prolongeant, au delà d'une semaine, que dans les cas à complications déterminées telles que pleurésie, rhumatisme, néphrite, qui lui impriment alors leur allure traînante, à oscillations modestes et sans caractère.

Les altérations de l'appareil respiratoire sont cependant fort loin d'exclure celle des autres organes. Il est même des formes où leur insignifiance, leur peu de durée. quelquefois leur absence réelle, cèdent le premier rang aux désordres du système nerveux ou à ceux du système digestif. Aux premiers se rattachent — les névralgies, diffuses ou fixes, et si douloureuses, dont les névralgies faciale et sciatique constituent les types communs ; — les phénomènes méningitiques vrais ou faux, avec leur impressionnant cortège de troubles fonctionnels ; — les névrites partielles, parmi lesquelles celle du pneumogastrique, cause trop fréquente de ces mystérieuses morts subites qui assombrissent, de leur effrayante éventualité, les pronostics les plus rassurants à tous autres égards.

Maladie infectieuse au premier chef, la grippe n'épargne jamais le système digestif. Dans tous les cas et dans toutes les formes typiques, il est de règle d'observer un état bilieux très prononcé avec perte de l'appétit, langue recouverte d'un épais enduit jaunâtre, congestion lancinante du foie, souvent de la rate, inertie intestinale habituelle. — C'est là un minimum symptomatique, que l'on peut considérer comme constant, et pour ainsi dire inévitable. Mais lorsque ces phénomènes sans caractère, — et communs à toutes les maladies micro-

biennes, — dépassent les limites de leur
moyenne évolution et se traduisent par
des manifestations inaccoutumées : vomis-
sements répétés, hyperesthésie abdominale,
dévoiement, le type intestinal, auquel nous
avons fait plus haut allusion, est créé,
imposant à la grippe une inquiétante em-
preinte de cholérisme ou de péritonisme,
ne poussant cependant qu'exceptionnelle-
ment jusqu'aux dernières limites une analogie plus émouvante que redoutable.
Cette forme intestinale est surtout le propre
des épidémies de la saison chaude. On la
voit quelquefois, comme en 1894, à Poitiers, précéder de très près une grave pandémie de fièvre typhoïde ; et même, pendant quelque temps, évoluer de conserve
avec celle-ci, sous l'influence de conditions
météoriques également favorables à leur
culture microbienne.

A ces trois types, réputés classiques, il
conviendrait d'en ajouter un quatrième, le
rhumatismal, non moins fréquent et non
moins accentué que les précédents. La dernière exacerbation nous en a surtout fourni
de remarquables exemples. Ces cas, dont la
grippe n'a du reste pas le monopole, ont de
commun, avec le rhumatisme articulaire
habituel, la rapidité et la multiplicité des
fluxions Ils s'en différencient par une plus
grande violence de la réaction initiale, et
par le peu de durée des phénomènes spéci-
fiques. Ceux-ci disparus, avec une surprenante brusquerie, la maladie générale suit
ou reprend son cours, caractérisée d'ailleurs
par quelques-uns de ses signes thoraciques
préférés : laryngo-bronchite ou pleurite.

Considérées, il y a peu de temps encore,
comme de vraies atteintes rhumatismales,
ces formes que l'on rencontre à tous les degrés d'évolution dans la généralité des affections microbiennes, sont aujourd'hui taxées

à leur juste valeur par l'impartial jugement de la bactériologie. Loin de représenter autant de faits individuels d'une entité morbide précise, elles se réduisent, pathologiquement, à la très simple expression d'un arrêt accidentel, sur les séreuses articulaires, d'un détachement quelconque de l'armée microbienne qui a envahi l'économie. En d'autres termes, blennorrhagique, scarlatin, typhique, dysentérique, grippal, le rhumatisme articulaire, observé dans ces diverses infections, n'est qu'une fonction quelconque de leur agent pathogène. Et comme il en est vraisemblablement de même de la plupart des cas de rhumatisme articulaire aigu, on est logiquement amené à restreindre de plus en plus le territoire traditionnel de cette affection, en attendant sa très prochaine relégation au rang de symptôme secondaire d'une maladie infectieuse déterminée, mais variable. Par là s'explique, avec une lumineuse évidence, la dissémination du rhumatisme articulaire sous toutes les latitudes et dans toutes les, saisons, ainsi que son apparition chez les individus les plus opposés de tempérament et d'aptitudes héréditaires ; conditions qui, depuis longtemps, auraient dû rendre suspect l'exclusivisme absolu de l'interprétation diathésique, dont la tradition nous imposait le joug.

Plus ou moins adaptée à l'un quelconque des quatre principaux modèles que nous venons d'esquisser, l'influenza se signale, à un très haut degré, par la variété infinie des symptômes accessoires des cas particuliers. Très petit est le nombre des malades ayant le droit de prétendre, sans restriction, au même historique collectif. Chacun réagissant à sa façon, au hasard de ses prédispositions natives ou des influences pathologiques régnantes, peut émerger, par

quelque trait distinct, de la foule banale
des grippés. A cette catégorie d'un intérêt réel, quoique relatif, se rapportent : les
éruptions éphémères du début, qui laissent en suspens la possibilité d'une rou-
geole ou d'une scarlatine mal réglées et
d'autant plus à craindre ; la miliaire, caractéristique d'une crise sudorale ; l'her-
pès des lèvres ou de la face, coïncidant
avec une rémission thermique inopinée ;
les otites secondaires par invasion stepto-
coccienne ; les abcès superficiels, d'appa-
rence kystique, résultat de la pénétration
du staphylocoque à travers les orifices
glandulaires de la peau ; les hémorrhagies
du nez, de la bouche ou des bronches ;
les stomatites et les angines, aux symptômes variables comme leur origine microbienne ; et tant d'autres manifestations individuelles, dont la seule valeur pathogénique est de multiplier, à l'infini, les preu-
ves cliniques de l'étonnant polymorphisme
des évolutions grippales.

Les suites de l'influenza sont, on le sait,
toujours pénibles et souvent prolongées.
Légère ou grave, la maladie a pour règle
absolue de laisser de son passage des traces
plus ou moins durables. Il est peu d'affections dont la convalescence soit aussi traînante. A cette période de bien-être, où,
comme dans un renouveau printanier, le
malade, soudainement réveillé de sa lé-
thargie, s'abandonne d'ordinaire tout entier à la douce joie de vivre, le grippé n'é-
prouve que très rarement ces fortifiantes
émotions. Brisé par les orageuses péripéties de la lutte, pénétré jusqu'aux moelles
par la subtile dissémination du poison grippal, profondément affaibli et démoralisé, il
ne reprend possession de lui-même qu'avec
une décourageante lenteur. Sans douleur,
sans fièvre, sans troubles fonctionnels ap-

préciables, ce n'est plus qu'un neurasthé-
tique languissant. Mais cet état d'invincible
torpeur n'est communément aussi qu'une
illusion grippale. Vienne le rétablisse-
ment intégral de l'activité digestive, toujours supprimée dans l'influenza, et la
guérison, ramenant enfin les conditions
normales du *statu quo antè*, aura bien vite
dissipé jusqu'au souvenir de tant de mau-
vais jours.

IV

Ainsi, nous avons quelque droit d'affirmer que la récente pandémie grippale ne nous a pas vainement prodigué ses dramatiques enseignements. Il restera d'elle autre chose qu'un encombrant amas de relations confuses et de discussions passionnées. Fini le règne du *quid divinum*, des ouragans miasmatiques disséminant l'influenza d'un monde à l'autre avec l'irrésistible soudaineté de la foudre, des ridicules prétentions de l'inoffensif ozone. Remises aussi à leur vrai point, les exorbitantes influences du chaud, du froid, du sec, de l'humide, refuges trop hospitaliers des théories en détresse.

La grippe est une maladie microbienne à peu près classée ; elle nous vient très vraisemblablement, d'Asie, comme le choléra : elle est éminemment contagieuse ; sa symptomatologie se caractérise au plus haut degré par une prodigieuse variabilité de phénomènes secondaires se groupant autour d'un petit nombre de types, déterminés, presque toujours reconnaissables, et dont le tout-puissant secours de la bactériologie nous facilitera désormais le diagnostic. Dans la très grande majorité des cas, son incontestable gravité est le résultat direct de complications ou, pour parler le langage précis de la science actuelle, d'infections surajoutées, qu'elle provoque avec une déplorable et constante complaisance. Tel est, en ce moment, le bilan exact des faits acquis et de ceux qui sont tout près de l'être, mais qu'il est encore prudent de contrôler.

Comparé à celui dont nous disposions avant 1889, il donne la très encourageante mesure du terrain parcouru en ces quelques années. A la période négative, où toutes les données sur la grippe : nature, causes, origine, symptômes, mode de propagation, étaient également enveloppées d'obscurité, s'est donc, et espérons-le, pour toujours, substituée une période manifestement positive, par ses résultats constatés et par ceux qui ne manqueront pas de les suivre.

Quelle est, dès maintenant, la conséquence pratique de ce nouvel état de choses ? Sans doute le public lettré, auquel nous soumettons ces pages, ne constatera pas sans une certaine satisfaction que nous connaissons mieux la grippe que nos devanciers. Mais nous sommes aussi fermement convaincu que le plus bienveillant de nos lecteurs s'empressera d'ajouter : La guérissez-vous mieux ? — Ainsi posée, la question, dont nous ne reconnaissons que trop la légitimité, se prête difficilement à une réponse catégorique. Essayons, à cet effet, de donner un aperçu d'ensemble sur la direction imprimée à l'ancienne thérapeutique par l'esprit nouveau de la médecine contemporaine : l'occasion se présentera d'elle-même, chemin faisant, de signaler les méthodes curatives, expérimentées avec le plus de succès apparent, au cours de la dernière épidémie.

Il n'est pas de thérapeutique rationnelle qui n'obéisse rigoureusement aux deux indications fondamentales : — de la cause, — et des symptômes, — qui ne soit, en un mot, à la fois pathogénique et symptomatique. En dehors de ces règles primordiales, tout est incertain, incohérent et empirique. La cause de la plupart des maladies infectieuses étant aujourd'hui positivement connue, rien ne semble plus

facile, au premier abord, que de s'adresser
directement à elle, c'est-à-dire d'empêcher,
d'arrêter, ou de supprimer la pullulation
microbienne qui a créé et entretient l'état
morbide. Ici, la médication pathogénique,
c'est incontestablement la médication antiseptique ou microbicide. Or, pour tuer le
microbe, nous disposons de deux grands
moyens également éprouvés, mais d'efficacité très variable selon les cas et les individus. — Rendre inhabitable à ce tout-
puissant, quoique infiniment petit envahis-
seur, l'organisme qu'il a pénétré ; — donner
à celui-ci un surcroît de renforts contre
les attaques de l'agresseur.

Le premier moyen constitue la vraie
méthode antiseptique, dont les principaux
procédés d'application consistent : dans
l'immunisation de l'organisme, soit la pré-
servation contre toute tentative microbienne; — ou dans la destruction directe de
l'agent pathogène par des substances,
expérimentalement connues comme ses
poisons assurés.

L'immunisation humaine à longue durée
n'a encore pu être réalisée que pour la
variole. Mais il n'est pas douteux que cette
méthode de vaccination préventive ne
s'étende prochainement à la plupart des
autres maladies infecto-contagieuses. C'est
par l'ingestion ou par l'inoculation de
produits organiques ou minéraux que nous
nous efforçons d'atteindre, jusque dans les
mystérieuses profondeurs de l'organisme,
l'élément pernicieux qui en menace le
fonctionnement. C'est là, en somme, la
médication antiseptique naturelle, celle
que nos pères ont, de tout temps, prati-
quée sous d'autres noms. Antiseptiques, en
effet, la plupart des fébrifuges de la vieille,
aussi bien que de la nouvelle pharmacopée :
le quinquina, ses dérivés et ses similaires ;

3

— l'acide salicylique ; l'antipyrine ; non moins antiseptiques bon nombre de topiques périodiquement à la mode, ou fidèlement adoptés par la chirurgie populaire : l'alcool et les teintures (sans oublier celle d'*arnica*); — les aromates ; — les astringents ; — les caustiques, etc. La nature prévoyante en avait suggéré l'usage, bien avant de nous en révéler le mode d'action précis. Or, le traitement pathogénique de la grippe, ne pouvant et ne devant être par-dessus tout qu'antiseptique, il est facile de s'expliquer combien, dans la pratique, les résultats actuels diffèrent peu de ceux qui les ont précédés. Recourant à des moyens analogues ou identiques, nous ne saurions obtenir d'eux des effets beaucoup plus sûrs. Il serait cependant injuste d'en conclure que nous soyons, là-dessus, absolument au même point que nos devanciers. A des indications plus nettes correspondent nécessairement des applications plus efficaces. Et en outre, les expériences comparatives, inspirées par les théories régnantes, ayant mis en lumière les variations de la valeur anti-microbienne de chacun de nos principaux fébrifuges, il nous est incontestablement loisible de les mieux choisir et de les administrer plus à propos.

C'est ainsi qu'avec la majorité des observateurs de ces cinq dernières années nous recommanderons , comme antiseptique grippal par excellence, les sels de quinine (sulfate, chlorhydrate, bromhydrate), seuls ou associés à des médicaments sédatifs tels que : l'antipyrine (un à deux grammes), la phénacétine (cinq décigrammes à un gramme), la codéine (un à deux centigrammes). Leur action, constante et certaine, n'exige, dans les cas moyens, non compliqués, que des doses modérées (cinq à huit décigrammes), mais continuées jusqu'à disparition du mouvement fébrile. — Dans les formes graves, avec fièvre excessive et localisation pulmonaire intense, il conviendra non seulement d'élever la dose, mais de renforcer l'effet spécial de la quinine par celui, aujourd'hui si connu, du salicylate de soude. Les merveilleuses propriétés antirhumatismales de ce dernier médicament ne sont, en réalité, que des manifestations directes d'un pouvoir microbicide, journellement éprouvé dans bon nombre de maladies infectieuses de haute gravité, entre autres : la fièvre typhoïde, la pneumonie, l'érysipèle, la pyohémie. Curative de la maladie confirmée, la quinine, prise à doses fractionnées, au début ou pendant le cours de l'épidémie, paraît également jouer un rôle préventif, attesté par un chiffre respectable de faits individuels. Ce coup droit porté contre le bacille pathogène ne serait toutefois, le plus souvent, ni assez pénétrant ni assez énergique s'il ne recevait, en même temps, le précieux et obligatoire secours des stimulants généraux, chargés de maintenir ou d'augmenter, si possible, la résistance de l'organisme dans sa périlleuse défensive contre l'invasion microbienne. — Des infusions théiformes pures ou additionnées de vieux rhum, — le café, — l'éther et la caféine, en potions ou en injections selon l'urgence des besoins, la kola, rendront à cet égard de très signalés et, ajoutons, de très agréables services.

En dehors de cette ligne générale de thérapeutique offensive et défensive, le traitement grippal devient exclusivement tributaire de la médication symptomatique. C'est dire quels en doivent être la variabilité individuelle et l'imprévu médicamenteux. Aussi ne nous attarderons-nous pas à en donner une revue détaillée, qui ne saurait même prétendre rappeler des souvenirs toujours présents. Bornons-nous à signaler les heureux effets de révulsifs, — des déplétions sanguines locales, — du benzoate de soude à l'intérieur, contre les manifestations grippales.

La certitude de la contagion de l'influenza devrait, logiquement, imposer une judicieuse série de mesures, destinées à en arrêter l'extension ou à en prévenir les atteintes. De ces deux données capitales la première sera de beaucoup la plus difficile à satisfaire. La nécessité et la multiplicité des communications inter et intranationales, dont la rapidité va d'ailleurs toujours croissant, et le nombre illimité des agents propagateurs du contage rendent à peu près illusoire le moindre espoir d'atténuer ces vices inévitables de la société moderne. Par ces temps de libertés progressives, quel pouvoir serait assez fort pour faire le vide absolu autour d'une ville d'intérieur ? pour interdire ses moyens de communication et arrêter ses courants commerciaux ? On sait ce que coûte d'efforts, de récriminations et d'argent, l'organisation de ces moyens prohibitifs, dans les cités maritimes ou d'extrême frontière, qui seules en permettent momentanément l'essai, et l'on n'ignore pas ce que valent des résultats si péniblement obtenus.

Mais, si l'incendie est inévitable, cherchons du moins à restreindre la part du feu. Dans cette lutte, plus modeste et mieux appropriée à nos moyens d'attaque, il nous est permis, d'ores et déjà, d'espérer de très satisfaisants succès. Sûrs de la fatale et rapide transmissibilité de la grippe, attentifs et exercés à la démasquer dès la phase insidieuse du début, alors qu'elle se confond perfidement dans la masse des affections banales, — nous pourrons à temps, et sans jeter l'alarme, donner le signal avertisseur, qui fera dresser les seules barrières compatibles avec les exigences de nos relations économiques. Redoublement de la surveillance hygiénique de la voirie, des collecteurs et des établissements; isolement immédiat des grippés, soit dans les familles, soit dans les groupes compacts des bureaux administratifs, des maisons d'éducation, des casernes ; — désinfection des objets de literie, ustensiles et locaux ayant servi aux malades ; — séparation encore plus rigoureuse des sujets atteints de complications graves, notamment des pneumoniques dont l'évidente transmissibilité est d'autant plus redoutable qu'elle est, à peu près, la cause exclusive des cas mortels.

Les chefs responsables des grands services civils et militaires se feront un devoir sacré d'épargner à leurs subordonnés les débilitantes influences du surmenage, — des veilles nocturnes, — du stationnement prolongé dans l'air confiné, dans les chambres insuffisamment chauffées, sous la pluie, dans et sous la neige.

Que chacun aussi, individuellement, se pénètre de la nécessité de fuir, en temps d'influenza, les occasions évitables d'excès, de fatigues et de refroidissement. Parmi ces dernières, il n'en est pas de plus banales et de plus actives que les causeries en plein air, dans la rue, sur les places ventilées, dans les galeries humides et glaciales des monuments publics. C'est le domaine préféré du bacille grippal. A chaque parole émise dans ces milieux perfides et pas assez redoutés, l'air froid et contaminé envahissant directement la cavité buccale se précipite de même dans le larynx et les premières voies respiratoires, qu'il irrite de son choc et de sa basse température, laissant sur la muqueuse, déjà impressionnée,

les germes qui ne tarderont pas à forcer
sa résistance vitale. Nous voudrions en
outre que, aux approches de la saison dan-
gereuse, la vigilance des pouvoirs publics
se tînt pour obligée de dépister et de dé-
noncer les premières apparitions du fléau.
A ce moment critique, où l'ennemi ne
frappe encore que des coups discrets, peut-
être parviendrait-on à le maintenir à bonne
distance du corps de place, tout en épui-
sant sa force dans des escarmouches sans
portée. Il serait à désirer, dans cet ordre
d'idées de prophylaxie pratique, que, au
sortir des voitures, des trains ou des pa-
quebots, les sacs de dépêches, les ballots
de marchandises (lainages et fourrures)
expédiés des localités atteintes, fussent ra-
pidement soumis, dans des locaux aména-
gés *ad hoc*, à des fumigations ou à des
pulvérisations antiseptiques qui, sans en
retarder sensiblement la distribution, en
atténueraient sûrement l'indiscutable con-
tagiosité.

Faibles ressources ! objectera-t-on, et de
garantie problématique. Sans doute, prise
isolément, chacune de ces mesures n'a le
droit de prétendre qu'à une efficacité des
plus restreintes. Mais leur ensemble constitue positivement un faisceau de moyens
préservatifs ou restrictifs, dignes d'inspirer
confiance. Et d'ailleurs, est-il possible de
faire mieux, dans l'état actuel de nos con-
naissances ou de notre organisation so-
ciale ? *Melius anceps quam nullum...*, dirons
nous en terminant, si l'on veut enfin rom-
pre avec les funestes traditions de honteuse
passivité ou de coupable scepticisme, qui
ont trop longtemps laissé à la grippe le
libre exercice du pouvoir malfaisant don
elle a si prodigieusement abusé.

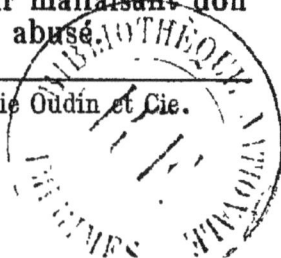

Poitiers. — Typographie Oudin et Cie.